AF336943

L'UTILITÉ DES MÉNAGES

1. — Les moyens de connaître les maladies.

Les moyens de connaître, de deviner les causes et la nature des maladies. On connait, on comprend ce qu'il convient de faire prendre à un malade, selon les symptômes qu'il ressent, ou selon le talent que l'on possède à les deviner et à bien s'assurer de la cause du mal. On se rend compte de la maladie en écoutant la respiration, en palpant, en visitant et en sentant.

Si des pères et mères s'apperçoivent que leurs enfants pâlissent, perdent l'appétit et ne dorment pas, ils peuvent croire qu'il y a commencement de maladie. Il faut interroger le malade sur les imprudences qu'il a pu commettre, ou le visiter s'il ne comprend pas. A la moindre apparence du dépérissement de la santé, on doit porter promptement remède pour que le mal soit détruit dès son commencement. Il faut, autant que possible, prévenir les maux et ne pas se lasser de dire, surtout à la jeunesse, que les maladies contagieuses se communiquent facilement, que lorsque le sang est vicié, il faut avoir une très bonne conduite et de bons remèdes pour le remettre dans son état normal, qu'il est d'une grande importance de ne pas compromettre sa santé. Quand le sang se décompose, on est faible, on est languis-

sant comme une plante qui se dessèche ;
c'est alors que l'on doit au plus tôt prendre
les régénérateurs du système sanguin, qui
sont : l'Arrête-bœuf, la Salsepareille, le gra-
main, la racine de Saponnaire et l'Iodure
de Potassium.

2. — Pour guérir les entorses, fractures d'os et les contusions.

Prenez une demi-livre d'huile d'olives,
fleurs et sommités de millepertuis, de bé-
taine, de petite centaurée et de brunelle
dite herbe aux charpentiers, de chaque 6
grammes ; pilez ces fleurs, mettez-les dans
une bouteille de verre double bien bouchée.
exposez-la au soleil 5 ou 6 jours, ensuite
exprimez le tout, conservez-le dans une
bouteille bien bouchée. Appliquez-en des
compresses 2 ou 3 fois par jour sur les en-
torses, fractures d'os et contusions.

3. — Pour guérir les plaies de la bouche et du gosier.

Mettez une demi-livre d'huile d'olives avec autant de bon vin rouge dans un pot de terre vernissé, couvrez-le et mettez-le sur un feu médiocre pour faire bouillir la liqueur jusqu'à ce que le vin soit consommé; si vous y faites bouillir 60 grammes de sucre, il en sera meilleur, plus vulnéraire et plus glutinant. Il nettoie et consolide les plaies de la bouche, de la langue, de l'œsophage, de la trachée artère et de la poitrine.

4. — Pour guérir le coriza ou rhume du nez et fortifier la vue.

Mêlez moitié tabac moitié fleur de soufre. On prend 3 ou 4 prises par jour et même davantage. J'ai souvent prisé la fleur de

souffre seule et je m'en suis toujours bien
trouve; j'avais soin de m'éloigner du feu
un moment.

5. — Les propriétés du café

Le café fortifie l'estomac et le cerveau;
il hâte la digestion, il apaise la douleur de
tête, il raréfie le sang, il apaise les vapeurs,
il donne la gaîté, il empêche l'assoupisse-
ment après le repas, il excite les urines et
les met aux femmes, il resserre un peu le
ventre.

6. — Les propriétés du cachou.

Les propriétés du cachou sont toniques
et astringentes; on l'emploie avec succès
dans les diarrhées rebelles, le ramolisse-
ment des gencives, les ulcérations de la
bouche, l'enflure du ventre des enfants et

le carreau. On le donne de 2 à 4 ou 8 grammes dans un litre d'eau qu'on fait bouillir
5 minutes. On peut faire un sirop avec de
la gomme arabique blanche et du sucre.

7. — Pour guérir le vomissement.

On fera bouillir une poignée de menthe
sauvage ou des jardins dans un demi-litre
d'eau que l'on boira : un tiers le matin,
un à midi, l'autre le soir. La menthe ou-
vre l'appétit, fortifie le cerveau et le cœur.

8. — Collyre sec pour guérir les taches des yeux,

Prenez des limaçons gris de vigne, mettez-les sécher dans un pot de tere neuf que
vous mettez dans un four après que le pain
en a été tiré, mettez-les en poudre et vous
soufflerez 3 ou 4 fois par jour de cette pou-

dre dans l'œil affecté. Il faut que la personne qui souffle ait la bouche bien saine.

9. — Collyre pour guérir l'inflammation et l'humeur des yeux.

Prenez 1 gramme d'aloès hépatique ; 45 grammes de bon vin blanc sec, autant d'eau de roses blanches ; l'aloès étant pulvérisé, on le mettra dans le vin blanc avec l'eau de roses, on exposera la fiole sur le sable chaud et on y laissera la matière en digestion pendant 12 heures. On se bassine les yeux trois fois par jour.

10. — Pour guérir la dyssenterie.

On boit de l'eau de riz gommée, de la tisane d'airelles ou de traînasse ; on fait aussi de la tisane de coriots et de corne de cerf.

11. Propriétés du gaïac.

Le gaïac est un puissant sudorifique et dépuratif ; on l'emploie journellement dans le traitement de la syphilis, de la goutte, du rhumatisme chronique, des scrofules, des maladies de la peau etc. Emploi : de 30 à 60 grammes rapé pour un litre d'eau que l'on fait réduire de moitié par l'ébulition.

12. — Les propriétés de la gentiane.

Elle est très-bonne pour guérir les faiblesses d'estomac, les fièvres, et elle est un bon vermifuge. On la fait infuser dans du vin blanc ou rouge ; on en met de 5 à 10 gr. dans un demi litre de vin. Après 3 jours on peut en prendre 1 ou 2 petits verres à liqueur.

13. — Pour guérir la rétention d'urine.

On fera bouillir 20 gr. de violettes, ou 30 gr. de racines d'asperges dans un litre d'eau ; on met les violettes dans l'eau bouillante, on retire du feu, on laisse infuser un moment ; on laisse bouillir la racine d'asperge 10 minutes. La tisane de saponnaire a obtenu des succès.

14. — Pour guérir la gâle, la gratelle, et la démangeaison.

Faites une pâte un peu claire avec de l'huile d'olive et de la fleur de soufre ; une friction matin et soir.

15. — Pour guérir les maux de reins.

Les emplâtres d'encens mâle ou de poix de Bourgogne réussissent souvent. Une corde grosse comme le petit doigt en forme de ceinture a eu quelques succès ; il faut qu'elle soit de chanvre.

16. -- Pour guérir la poitrine.

Tisane de bourgeons de sapin, ou tisane de dattes, de jujubes, de pruneaux, 5 ou 6 de chaque avec une pincée de mousse perlée pour un litre d'eau ; laissez bouillir 10 minutes ; on boit son litre tous les jours.

17. -- Pour guérir les points de coté.

On fait un emplâtre d'encens mâle, de poudre de myrrhe et de noix muscade en poudre, on mêle les poudres, on les étend sur du coton cardé ; on arrose goutte à goutte avec de l'arquebuse ou de l'eau-de-vie blanche.

18. — Pour guérir le scorbut.

On mâche la racine de cochléaria, ou l'on trempe le doigt dans l'eau de cette racine et on le passe plusieurs fois par jour sur les gencives; on peut aussi employer de la même manière l'eau de racine de bistorde; on trouve ces racines chez tous les herboristes.

19. — Pour guérir les engelures.

On fait cuire à la braise 1 ou 2 navets sauvages, ou de jardin si l'on ne peut pas avoir les premiers; on les râpe ou on en fait un emplâtre que l'on garde toute la nuit; on continue jusqu'à la guérison.

20. — Pour guérir les convulsions

On donne au commencement un peu d'eau sucrée avec une ou deux cuillerées à bouche d'eau de fleurs d'oranger ; on fait de temps en temps une friction avec l'huile d'amande douce sur tout le corps. On fait chauffer l'huile en temps froid.

21. -- Pour guérir la râche des enfants.

On devra leur tenir la tête propre et leur faire boire la tisane suivante : eau, 1 litre, racine de bardane, 30 gr. et racine de patience, 10 gr. ; la feuille de noyer est très-bonne pour les enfants qui ont de l'humeur. Pour les petits enfants on ne met que 15 gr. de bardane et 5 de patience.

22. -- Pour les enfants qui sont -souvent malades.

On leur fera boire un verre ou un demi-verre, selon l'âge, matin et soir, de la tisane suivante : eau, un demi-litre, fleurs de bourrache, 5 gr. fleurs de violette, 3 gr., et de coquelicot, 2 gr.; on met les fleurs dans l'eau bouillante, on retire du feu, on laisse infuser un moment.

23. -- Les 3 espèces de canelles.

La canelle de Ceylan est la meilleure, son écorce est roulée comme une cigarette de papier; on l'emploie souvent pour guérir les refroidissements. On la fait bouillir avec du vin et du sucre candi. La canelle de Chine est plus grosse, elle a plus d'odeur, mais elle est moins agréable, elle produit presque les mêmes effets. La canelle Cayenne est la plus commune, on la trouve chez tous les épiciers. Toutes trois sont toniques, stomachiques et cordiales.

24. -- Les propriétés du capillaire.

Le capillaire est bon pour les rhumes, les catharres; il est excellent pour les anciens rhumatismes.

Sauf de rares exceptions, la bonne conduite donne la bonne santé.

BIGOY,

Rue Tronchet, 43, Brotteaux.

(Reproduction interdite.)

Lyon, Imp. et Lith. L. LÉPAGNEZ, Place de Lyon, 40.

TABLE

www.ingramcontent.com/pod-product-compliance
Lightning Source LLC
LaVergne TN
LVHW051019060726
842524LV00007B/2689